Schriftenreihe des Stadtmuseums
und der Stadtbibliothek Schwandorf
Band 1

Herausgegeben von
Eva Maria Kutzer und Alfred Wolfsteiner

Unveränderter Nachdruck der Ausgabe von 1799.
Mit einem Nachwort von
Prof. Dr. Wolfgang Locher M. A., München

ISBN 3 7847 1168 5

Verlag Laßleben 1999

Gesamtherstellung:
Druckerei M. Laßleben, 93183 Kallmünz

Medizinische Ortsbeschreibung der Stadt Schwandorf im Nordgau

von

Christoph Raphael Schleis von Löwenfeld
Med. Doct.

Sulzbach,
gedruckt mit Commerzienrath Seidlischen Schriften.
1799.

Dem Christoph Schleis von Löwenfeld, Med. Doct. wird über das in Manuscript anher eingesendete — hier wieder zurückgehende Manuscript medizinische Ortsbeschreibung der Stadt Schwandorf im Nordgau: die erbetene Drucklicenz mit dem Auftrage gnädigst ertheilt, solche vordrucken zu lassen, und seiner Zeit 2. Exemplarien anher einzusenden.

München am 10ten Junii 1799.

Churfürstl. Büchercensurspecialcommission.

Westenrieder
Direktor.

von Schmöger.

Dem

Vater des Vaterlands

und

dem Staat gewidmet

von

dem Verfasser.

NUDA VERITAS.

Vorbericht.

Was der Stammvater der Arzneykunde, der unsterbliche Hypokrates schon mahnte, — seine würdigen Nachfolger lehrten, — und neuere Aerzte, an deren Spitze ein Hufeland thront, mit warmen Herzenseifer erinnern; das wollte ich nun befolgen. Ich wollte, da ich einmal als öffentlicher Arzt über hiesige Stadt aufgestellt war, so viel, als möglich, meine Pflicht zu erfüllen trachten; — wollte auch die Stunden meiner wenigen Muße zum Nutzen meiner Mitbürger verwenden; wollte, weil ich nun ganz für sie athme und lebe, ganz für sie bestimmt bin, ihnen nicht nur im kranken Zustande, sondern auch in Tagen der Gesundheit und des freudigen Wohlwollens nützlich seyn; — wollte ihnen sagen, wie sie eigentlich leben, — wie sie leben könnten und sollten, — wie glücklich sie sind, und wie noch glücklicher sie seyn könnten, — wollte ihnen die Schädlichkeiten zeigen, denen sie, gemäß ihrer Lebensverhältnisse, täglich unterworfen sind.

Man lernt ja Dinge kennen, die auf uns wenig, oder gar keinen Bezug haben, — und man sollte sich mit denen nicht bekannt machen, in denen wir stets athmen; mit denen wir täglich wandeln; und unter denen wir immer leben. — —

Diese kleine medizinische Ortsbeschreibung, die nur als Fragment einer grösseren vollkommnern zu betrachten ist (welches ich meinen einstigen Nachfolgern überlasse), soll meine Mitbürger, die so lange der Hülfe eines wahren Arztes entbehren, und sich mit privilegirten und unprivilegirten Würgengeln begnügen musten, über Dinge belehren, deren Kenntnisse ihnen nützlich, ihnen nothwendig sind.

Möchten sie doch ihre Gesundheit, so wie den Arzt besser schätzen, möchten sie doch einmal mit gesunden offenen Augen sehen, möchten sie sich doch selbst besser kennen lernen, und ich hätte mehr, als goldne Belohnung.

Ich suchte während meines hiesigen Aufenthalts, so viel in meinen schwachen Kräften stand, hie und da, und wo ich nur immer Zeit und Gelegenheit fand, medizinische Aufklärung unter meinen Mitbürgern zu verbreiten; — denn es war, und ist noch zum Theil große, große Finsterniß, düstre Nacht. Und Dank dem Allgütigen, daß ich doch hie und da redliche Männer fand, die Kopf und Herz genug hatten, und mir die nöthige Unterstützung nicht versagten, durch welche ich also meinem Zwecke immer näher kam. Gott wird sie lohnen.

Manche meiner Mitbürger dachten bisher, und denken noch jezt immer an Dinge, die sie reich an Gütern, an Lebensunterhaltungsmitteln machen; dachten immer nur auf Menge, nicht an Güte; — dachten an einige, nicht an alle ihnen nothwendige Dinge, und schienen zu vergessen, daß ein kränkliches Leben nie vollkommnes Leben ist.

Und nun eine grosse, grosse Bitte, — Man richte mich ja nicht, bevor man nicht den Zweck wohl vors Auge genommen, und mit gesundem und unbefangenem Geiste wohl betrachtet hat, den ich zum Besten meiner Mitbürger mir ausgestellt habe.

Man lebt ja ohnedieß nur einmal auf dieser lieben Welt, hat immer nur sehr wenig Zeit zum wirklichen Daseyn für uns und andere, — und wir sollten diese edle goldene Zeit nicht so ganz zu unserm Besten gebrauchen? — sollten schweigen über Dinge, wegen deren unsere Nachbarn eifrigst wirken? — sollten mißkennen das Gute, das blos zu unserm Besten hinzielt? — sollten uns selbst verkennen wollen?? —

O nein, die Herzen meiner Mitbürger sind mir zu gut bekannt, als daß ich an Erfüllung meiner Bitte noch zweiflen könnte. —

„Lebt nicht, um nur zu leben, sondern „euch und andere glücklich zu machen, euch „und andern nützlich zu seyn.„

Schwandorf im Nordgau
den 25 Mai 1799.

Der Verfasser.

(Sorget nach Gewissenspflicht für Gesundheit und Leben eurer Brüder.

Schlegel.)

I.

Lage der Stadt, — Bauart — Strassen, Kirchen, Schulen, andere öfentliche Gebäude, Begräbnisse.

Schwandorf, eine kleine Pfalzneuburgische Grenzstadt im Nordgau, liegt an einer von Natur aus sehr angenehmen Gegend. — Eine Ebene von einigen Stunden in der Länge begränzt sie von Mittag gegen Mitternacht. Von Morgen deckt sie ein waldigter Berg, und gegen Abend eine Reihe von Anhöhen.

Ihre angrenzenden Städte sind Amberg, Nabburg, Neuburg am Wald, und Burglengenfeld: alle in einer Entfernung von 4 bis 5 Stunden. Der Boden um die Stadt ist sehr fruchtbar, und trägt Korn, Waiz, Gersten, Hafer, Erbsen, Linsen, Flachs, Dorsen, Kraut, Rüben, Erdäpfel und Hopfen. — Eine nicht geringe Anzahl Dörfer, Schlösser und Höfe umzingeln die ganze Gegend der Stadt. — Eine sehr gute Landstrasse nach der oberen Pfalz und Böhmen geht von Regensburg aus hier durch. — Ein Fluß von beträchtlicher Breite, die Naab, der in zwey Armen an der einen Seite der Stadt von Mitternacht gegen Mittag sich hinzieht, macht durch seine vielen Krümmungen, und kleinen Insel die Gegend um ein Grosses sehr angenehm. Nur Schade, daß durch vernachläßigte Kultur der Obstbäume noch so wenig zur weiteren Verschönerung beygetragen ist. — Eine grosse Anzahl Weiher und Mooßgründe sind theils zwischen Fluren und Ackergrund, theils in den angrenzenden Waldungen vorhanden, und tragen durch ihre vielen schädlichen Ausdünstungen in gewissen Monaten zu der hier fast allgemein herrschenden rhevmatischen Konstitution sehr vieles bey.

Ausser einem weissen und rothen Bolus habe ich keine merkwürdige Körper aus dem Mineralreich gefunden; aus dem Pflanzenreich aber habe ich nebst andern in unsern Landen allgemein wachsenden Gattungen auch folgende giftige Pflanzen angetrofen, nemlich:

Die Zeitlose. Colchicum autumnale.
Den Schirling. Conium maculatum.
Die Doterblume. Caltha paluſtris.
Den Wasserschirling. Cicuta Viroſa.
Die Hundspetersilie. Aethuſa Cinapium.
Die Tollkirsche. Atropa belladona.
Das Bilsenkraut. Hyoſciamus niger.
Den Nachtschatten. Solanum nigrum.
Den rothen Fingerhuth. Digitalis purpurea.
Verschiedene Arten Hahnenfuß. Ranunculi.

Ferners den

Fliegenschwamm. Agaricus muscarius.

Den Pfifferling. Agaricus chanterellus.

Der gröste Theil der Stadt ist auf einer Ebene, der geringere auf einer Anhöhe erbaut. Die Bauart selbst ist durchgehends mittelmäßig, die meisten Häuser der Bewohner sind von schlechten, weichen Sandsteinen und vielem Holze erbaut, viele aber mit Ziegel gedeckt. Daher so viele niedrige Wohnungen eng, feucht und also der Gesundheit in so manchem Betracht sehr schädlich sind. —

Die meisten Strassen in der Stadt sind breit, aber schlecht, oft auch gar nicht gepflastert, und äusserst schmutzig.

Es ist hier an der äussersten Spitze der Stadt eine Pfarrkirche, welche zwar ordentlich gebaut, für die dermalige andächtige Volksmenge aber viel zu klein ist. — Sie wird nicht oft genug gelüftet, ist aus nicht allzuguten Materialien, doch aber an einem etwas erhabenem Orte erbaut; — Nebenbey ist noch eine kleine Kapelle, nebst dem Pfarrhaus, und einer Wohnung für einen Benefiziaten. —

In der Vorstadt, mehr gegen Abend, ist ein Kapuzinerkloster, welches auf einer weitaussehenden Ebene nebst einem grossen Garten erbaut ist. Das hiesige Schulhaus, in welchem zugleich auch die Schullehrer ihre Wohnungen haben, ist an einem ruhigen Platz, nicht ferne von der Pfarrkirche erbaut; doch aber für die dermalige Menge der hiesigen durch die ausserordentliche Thätigkeit des hiesigen Seelsorgers fleißig gemachten Jugend viel zu klein, nicht geräumig, nicht hell, nicht trocken genug, und nur der guten Aufsicht der hiesigen rechtschaffenen Schullehrer hat man es zu danken, daß in Rücksicht der Gesundheit keine fernere Unordnungen entstehen.

Unter andere öffentliche Gebäude rechnet man hier das Rathhaus, ein altes Gebäude, wie fast überall, wo in dessen Grundstock sich Kaufläden, die Fleischbänke, der allgemeine Brodladen und die Stadtwaage befinden.

Der Pfleghof, ein ansehnlich großes Gebäude, welches stolz über einen Theil der Stadt gegen Abend und Mitternacht sich empor hebt. —

Das Spital, wo nebst einer kleinen Kirche sich Wohnungen für den Benefiziaten, für die dasigen Pfrümder und die Oekonomie befinden.

Das Amthaus, abgesondert von allen übrigen Gebäuden, an einem gesunden Orte erbaut.

Der Kirchhof, oder der allgemeine Begräbnisplatz befindet sich nebst einer kleinen Kirche in einer kleinen Entfernung ausserhalb der Stadt etwas gegen Mittag auf einer Ebene.

Ueberhaupt aber zählt man hier in der Stadt 235 Häuser und 1294 Seelen.

II.

Lebens- und Nahrungsmittel der Einwohner.— Speisen, Gewürze, Getränke.

Unter Nahrungsmittel rechne ich all dasjenige, was zur Leibesnahrung und Nothdurft des Bürgers gehört.

Das Fleisch, besonders Rindfleisch ist hier meist in guter Qualität, und genüglicher Quantität vorhanden, wird meist von gemästeten Ochsen geschlachtet, und so viel möglich reinlich behandelt. — Das Kalbfleisch ist hier zu gewissen Jahrszeiten in guter Beschaffenheit, und oft bis zum Ueberfluß vorhanden. Schaffleisch wird zur gewöhnlichen Zeit zwar hinlänglich, aber leider von schlechter Sorte geschlachtet. Diese ebenerwähnten Fleischgattungen werden von dem grösten Theile der Einwohner genossen. Eines der allgemeinsten Fleischnahrungsmittel hiesiger Bewohner aber ist das Schweinfleisch. Dieses wird nebst obigen Fleischgattungen zwar auch von den hiesigen Mezgern zum öffentlichen Verkauf, noch mehr aber von den Einwohnern selbst sehr häufig zu ihrem eigenen Hausvorrath geschlachtet, dessen gute Beschaffenheit aber übertrift fast alle andere Fleischgattungen.

Manchen Einwohner speisen auch junge Lämmer, junge Ziegen, und junge Schweine, welche hier wohlfeil, und gut zu haben sind.

Die Eingeweide der Thiere, wie Lungen, Leber, werden hier theils zu Würsten, besonders wenn diese Theile nicht gesund sind, verbraucht, theils auch als eine Nebenspeise unter verschiedenen Zubereitungen genossen. —

Man macht hier a) sogenannte Bratwürste, welche zwar blos aus Schweinenfleisch bestehen sollen, welche aber die Gewinnsucht mit altem oft schon halb verdorbenen Rindfleisch vermengt. b) Leberwürste, ein Gemengsel von allen Theilen der Thiere, die ausserdem nicht an Mann zu bringen wären. c) Blutwürste von Ochsen- Schwein- und Schafsblut, welche oft nicht allzureinlich behandelt werden.

Hühner, Gänse und Enten werden wegen der hier zu Land sehr schicklichen Gelegenheit sehr stark gezogen und genossen. — Schwarz- und Rothwildbrett, Haasen und Rebhühner liefern die umliegenden Waldungen zwar auch — Wildenten und verschiedene Gattungen Wassergeflügel giebt es des vielen Gewässers wegen hier häufig; manchmal werden auch Wildgänse geschossen, welches aber alles nur Leckerbissen der vermöglichern Klasse sind.

Milch

Milch, Butter und Schmalz erzielen sich die hiesigen Bewohner theils selbst, theils liefern uns solche die angränzenden Landleute von guter Beschaffenheit zum Verkauf, und werden zu verschiedenen, ja ich darf wohl sagen, zu den meisten Speisen verbraucht. Eier werden hier in ziemlich grosser Menge von jeder Gattung der Bewohner unter verschiedenen Zubereitungen genossen; aber nur Schade, daß der Gewinnsucht wegen solche von Sommerszeit her aufbewahrt, erst im Winter, wenn solche nemlich im höhern Preise stehen, und also die meisten von nicht allzu guter Beschaffenheit sind, zum Verkauf gebracht werden.

Fische giebt es hier im Ueberfluß, wovon aber die meisten an die benachbarten Städte Amberg und Regensburg verkauft werden. Die gewöhnlichsten, welche gespeist werden, sind Karpfen, Hechten, Baaren, Weisfische, Schleien und Rothaugen. Die ärmere Klasse genießt sehr oft auch todte Fische. Krebse sind hier gut zu haben, und werden auch gerne gespeißt.

Man genießt hier, wie überall, Brod vom Roggen, und das ist nun das gröste und allgemeinste Nahrungsmittel; die meisten Bewohner backen solches selbst: dann sind hier die sogenannten Melber, welche solches für die übrigen Bewohner zum Verkauf backen. Brod von Waitzen, welches gewöhnlich blos die Sache der eigentlichen Bäcker ist, wird hier selten in guter Qualität gebacken.

Nur traurig, daß die hiesige Polizey den verjährten Betrügereyen (denn Verfälschung kann ichs nicht mehr nennen), welche in den Mühlen vorgehen, nicht Einhalt thun kann: denn da aus dem von beyden Getraidarten verfertigten Mehle beynahe in allen Haushaltungen allerley Nudeln, und eine ganze Litaney dergleichen durch verschiedene, oft widersinnige Zusätze, und schlechte Bereitung verfertigte Mehlspeisen fast täglich genossen werden, so sollten allerdings die Müller einer strengeren Untersuchung unterworfen werden; — besonders trift dieß traurige Loos die ärmere Klasse; und sollte eben diese Klasse, bey welcher fast alle epidemische Krankheiten den Anfang machen, nicht aller Beherzigung würdig seyn?

Als Gemüß speißt man hier die Bohnen, die Erbsen, gelbe und weisse Rüben, Spinat, verschiedene Kohlarten, besonders aber Sauerkraut, und Kartoffel, (Erdäpfel.)

Die Stelle von Sallat, und ähnlicher Nebengerichte vertretten hier Gurgen, Brunnenkresse, rothe Rüben, Portulak, Gartenkresse, Petersilie, Zwiebel, Knoblauch, und verschiedene Arten von Kopfsallat. Schwämme von allerley Bekleidung werden hier besonders von der ärmeren Klasse frisch und getrocknet häufig genossen.

Anis, Fenchel, Kümmel, Majoran, Pfeffer, Saffran, Mußkatnuß, Gewürznägelchen, Zimmet, Zucker, sind nebst Kochsalz jene Dinge, die als Gewürze zu Speißen verbraucht werden.— Viele dieser ebenerzählten Dinge werden durch Kultur hierorts selbst gebaut, die übrigen meist entbehrlichsten aber oft nicht ganz ächt aus dem Auslande zum Verkauf hieher geliefert.

Obst ist in und um die Stadt verhältnißmässig zu wenig, doch werden von den angränzenden Orten, besonders Waltenhof, Burbach, Nabeck und Wifelsdorf, Aepfel, Birne, Zwetschken, Kirschen, Weichsel und Nüsse, zeitig und unzeitig zum Verkauf hieher gebracht, und leider oft von Eltern und Kindern auch unzeitig gespeißt. Brombeeren, Erdbeeren, Heidelbeeren, Himbeeren, Stachelbeeren, und mehrere dergleichen Früchte werden ebenfalls häuffig gesammelt, und, besonders von Kindern, oft auch unzeitig gegessen. So viel von den Speißen, und nun etwas von den Getränken.

Man trinkt hier Wasser, Bier, Wein und Brandwein. Und da alle diese Dinge auf die Gesundheit der Bewohner einen gewiß sehr merklichen Einfluß haben, so wird eine Untersuchung und Prüfung derselben eben so nützlich, als nothwendig seyn.

In Rücksicht des Wassers ist hier ein Unterschied zu machen, zwischen Fluß- und Brunnenwasser.— Jedes Haus hat fast seinen eigenen Brunnen; der eine Theil der Stadt liegt auf einer Anhöhe, und dieser hat meistentheils gutes, mit wenig fremden Bestandtheilen angeschwängertes Wasser— der andere und grössere Theil der Stadt liegt mehr auf einer Ebne, und das Wasser dieser Brunnen kommt mit dem nahe an der Stadt vorbeyfliessenden Naabwasser überein.— Mangel an Wasser haben wir nicht. Ich habe von mehreren Hausbrunnen, welche auf der Anhöhe liegen, und als die besten im Rufe stehen, mir überall eine Quantität Wasser zur Untersuchung kommen lassen, und gefunden, daß a) sie eine beträchtliche Menge Luftsäure, b) etwas luftsaure bittere Salzerde, und c) nur sehr wenig Kochsalz enthalten; den meisten dieser Brunnen kommt auch jenes gleich, welches von einem benachbarten Berg (der Kreutzberg genannt), durch hölzerne Röhren in die Stadt für zwey allgemeine Brunnen geleitet wird.

Das Wasser von dem Naabfluß, welches zum Bierbräuen gebraucht wird, und das diesem gleichen von jenen Häusern, welche auf dem ebenen Theil der Stadt sind, hat a) wenig Luftsäure, b) viel Kalch, und c) schleimichte, oft stinkende Bestandtheile.— Eine genauere chemische Untersuchung gestatteten mir bisher meine praktischen Geschäfte nicht. Bey mehrerer Musse, werde ich auch diese mir angelegen seyn lassen.

Das Bier, ein Lieblingsgetränk der hiesigen Bewohner ist verschieden, je nachdem die Gährung ausgeführt, oder unterbrochen, mehr oder weniger Antheil von Malz darinn enthalten ist. — Man bräut hier weisse und braune Biere: das braune Bier ist entweder Sommer- oder Winterbier. — Die sogenannten Winterbiere sind meistens schwach an Malz, nicht ausgegorren, und die meisten beweisen zur Genüge, daß hier kein Mangel an Wasser ist. — Die Sommerbiere, wenn sie nicht mit Wasser verdünnt werden, haben zwar den gehörigen Antheil von Malz und Hopfen, aber leider gestattet auch die allgemeine Gewinnsucht selten kein ganz ächtes Bier zum ausschenken.

Weisses Bier von Waitzen wird nur im Sommer gebräut, aber auch dieses ist nicht von der besten Beschaffenheit. — Bier nun, weißes und braunes, Sommer- wie Winterbier wird stark getrunken: Alte und Junge, — Männer und Weiber finden ihr Abendlabsal im Gerstensaft. Die Winterbiere machen viele Blähungen, verursachen Schwäche der Verdauungsorgane. Die Sommerbiere berauschen leicht, und lassen Kopfschmerzen zurück. — Doch liefern uns einige benachbarte herrschaftliche Bräuer gutes, ächtes Sommerbier, worunter besonders jenes von Haselbach den Vorzug verdient. —

Brandwein unter verschiedenen Farben, und von verschiedener Beschaffenheit wird hier von einem großen Theil, besonders der arbeitsamen Klasse stark getrunken, so, daß ich Bauernknaben, und Mädchen von 8 — 10 Jahren neben ihren runzlichten Eltern Brandwein trinken sah.

Zum Glück aber wird hier nicht viel Wein, und nur in grössern Familienzirkeln, als Hochzeiten, Kindstauffen, und dergleichen Feyerlichkeiten getrunken: es giebt hier Ungarischen, Oestreicher und Frankenwein, welche Gattungen alle selten ächt sind.

Sollte hier der zeitliche Stadtphysikus nicht angewiesen seyn, die Weine, und besonders Biere zu untersuchen? Aber weh dem armen Mann, wenn er so etwas unternehmen wollte. Koffee wird leider auch hier, so wie fast überall von Armen und Reichen getrunken, und da die liebe Koffeegesellschaft allzugroß ist, so — will ich lieber schweigen. —

III.

Lebensart, Beschäftigung der Einwohner, Volksbelustigung.

Um die Lebensart hiesiger Einwohner zu beschreiben, müssen wir 2 Klassen annehmen.

a) Vermöglichere Bürger.

b) Aermere Bürger, Taglöhner, Häusler. —

Erstere geniessen mehrere Fleischspeisen, und besser zubereitete Gerichte: — die andern essen oft dreymal des Tags ihre Wassersuppe, oder nebst Kartoffeln, schlecht zubereitete Mehlspeisen. —

Ueberhaupt aber ißt, trinkt, schläft, und arbeitet man gerne. Die an die Stadt angränzende Landbewohner halten in ihrer Lebensart zwischen beyden Gattungen das Mittel.

Man zählt hier in der Stadt

8. Bäcker.
1. Buchbinder.
3. Drechsler.
2. Färber.
2. Glaßer.
1. Gürtler.
3. Hafner.

3. Hutmacher.
2. Kirschner.
6. Krämer.
5. Kufner.
1. Kupferschmid.
1. Mahler.
1. Materialist.
4. Melber.
11. Metzger.
3. Mühler.
1. Nadler.
2. Nagelschmid.
1. Posementirer.
1. Rauchfangkehrer.
1. Riemerer.
8. Rothgärber.
2. Sailer.
1. Sattler.
2. Schlosser.
5. Schmid.
9. Schneider.
4. Schreiner.
11. Schuster.
1. Strumpfstricker.
9. Taferwirthe.
9. Tuchmacher.
4. Wagner.
10. Weber.
2. Zeuchmacher.

Alle diese treiben zum Theil ihr Gewerb sehr gut, könnten aber in Rücksicht auf Gesundheit und Vermögen besser bestehen, wenn sie mehrere gesündere Begriffe von sich und ihrem Gewerbe hätten, und durch Bierbräuen und Bierschenken, wozu jeder Bürger zwar das Recht hat, ihr Gewerb nicht manchmal vernachlässigten. — Sie arbeiten zwar fleissig, behandeln aber ihre Sachen, so wie es von jeher war, aber nicht so, wie es besser seyn könnte, und sollte. Nebst dem, daß die meisten Bürger oft ihrem Gewerbe fleissig nachkommen, hat jede Haushaltung fast ihren eigenen Feldbau und Oekonomie zu besorgen, und da muß nun alles treulich dazu helfen, und arbeiten rechnet man sich hier wirklich zu keiner Schande an. —

So wie an Werktagen brav gearbeitet wird, so wird auch an Sonn- und Festtagen an Essen und Trinken nichts gespart. — Kartenspiele im Winter, Kegelscheiben im Sommer, Scheibenschüssen sind Belustigungen des männlichen Geschlechts — Tanzen aber, und zwar oft bis zur grösten Ermüdung, gewisse Spaziergänge die Volksbelustigung der Jünglinge und Jungfrauen. Die Jugend hat hier, wie überall nach Zeit und Gelegenheit verschiedene Spiele, wovon einige zu billigen, die meisten aber ganz zu verwerfen sind. Und auch unter Erwachsenen scheint hier das Baden im Sommer oft spät am Abend recht allgemein zu werden.

IV.

Sorge für Bevölkerung, Ehen, — Luxus, Schwangere, Neugebohrne, Kranke, Anstalten zur Rettung der Scheintoden, Beerdigung, Begräbnüsse, Polizey.

So sehr alle Höchstlandesherrliche Verordnungen auf wahre, das ist, gesunde Bevölkerung abzielen, so sehr die meisten herrlichsten Anstalten hiezu schon getroffen sind, so scheint es doch, daß man das Gute noch nicht einzusehen vermag: man wandelt hier zum Theil noch in grosser Finsternüß; denkt nicht auf wahre, sondern blos scheinbare Glückseligkeit. Welche Folgen! — welche Zerrüttungen!! — — — —

Die Ehen werden hier meistens aus zeitlichen Absichten geschlossen, nicht um wahrhaft glücklich, sondern, wie man sich hier ausdrückt, um wohl leben zu können. Auf gehörige Mannbarkeit, vollkommene Gesundheit, gehöriges Verhältniß des Alters, und mehrere zum Ehestand nöthige Stücke wird wenig oder gar keine Rücksicht genommen; mit einem Wort, man kennt hier den wahren Sinn der Ehe nicht, sondern betrachtet ihn blos als eine

Kauf- und Handelssache. Selten heurathet man aus Neigung: sondern Haabsucht, und besondere Familienverträge stiften die meisten Ehen: und kein Theil bedenkt, ob seine künftige theure Ehehälfte, die er lieben soll, gewisse erbliche, oder eingewurzelte Krankheiten zum Mitgift an sich habe. Man fragt nur nach Geld, Vermögen, und anwartschaftliche Erbschaften, man rechnet auf eine dadurch zu erlangende Bedingung, auf das Ansehen einer vielvermögenden Freundschaft, auf eine gute Handlung, gute Kundschaft, auf ein gutes einträgliches Gewerb, immer nur auf zeitliches Interesse, und vergißt hierüber den ganzen Zweck der Ehen.

Daher so viele häusliche Zerrüttungen und Uneinigkeiten, und auf die allgemeine Gesundheit so stark wirkende Unordnungen; daher oft so schlecht gesittete Kinder, welche den Fluch des Vaters über ihre Mutter schon mit 4 Jahren nachzusprechen wissen.

Reinheit der Sitten scheinen nun allgemach durch die rastlosen Bemühungen unsers würdigen Seelsorgers mehr Achtung und Liebe unter den hiesigen Bewohnern zu erlangen. — Die niedrige Volksklasse, die meistens allen guten Anordnungen starrsinnig Trotz bietet, lebt noch zum Theil in ihrem alten Wuste fort, fröhnet lieber seinen Lüsten, und achtet auch nicht der Schande, womit dergleichen oft sittlich verdorbene Menschen gebrandmarkt sind. — Haabsucht, Neid, dummer Stolz auf zeitliche Güter sind freilich die Hauptzüge so mancher hiesigen Einwohner, aber aus der Miene spricht das Herz. Doch giebt es auch, und Dank dem Allgütigen, daß es der gröste Theil der Einwohner ist, gute, biedere, rechtschaffene Menschen, — aber nur Schade, daß diese nicht handeln, und wirken dürfen, wie sie wollten und könnten.

Erleichterung der Nahrung könnte hier vollkommen statt finden; denn es ist Schwandorf, gemäß seiner Lage und seiner ganzen übrigen Verhältnisse, ein Ort, wo jede nützliche Handthierung, jedes gemeinnützige Unternehmen seinen genüglichen Erwerb für sich und seine Nachkommen hoffen kann.

Wer hier nur arbeiten will, hat Arbeit, und die Zukunft läst uns immer noch bessere Tage hoffen.

Die Fruchtbarkeit der Ehen, der vornehmste Endzweck derselben, würde durch die Erleichterung der Nahrung sehr befördert und begünstiget werden, wenn Reinheit der Sitten unter der gemeinen Volksklasse, gehöriges Verhältniß des Alters bey Ehen, und zeitliche absichtliche Ehebündnisse nicht so grossen Beyfall fänden.

Luxus, der alles Unnatürliche, Erkünstelte, und Ueberspannte in Lebensart, Kleidung u. s. w. in sich begreift, und überhaupt dem Wachsthum der aufblühenden Jugend, der Gesundheit der Erwachsenen schädlich seyn kann, und wirklich auch schädlich ist, und in so weit für gegenwärtige Punkte einen wichtigen Einfluß hat, findet hier, wie leider noch in den meisten grossen und kleinen Städten, in und ausser Deutschland statt. Das hiesige weibliche Geschlecht, wenn es beritten wäre, würde gemäß ihrer steifen Panzerähnlichen Schnürbrüste, und vielen dicken Röcken mehr einem schwerbeladenen Kürrassier, als einem weiblichen Geschöpfe gleichen; — der schlanke Wuchs so mancher gutgebildeten Mädchen wird verstümmelt, die Verdauung gestöhrt, Krankheiten der Brüste, und der ganzen übrigen weiblichen Organisation erzeugt, und die Gesundheit so mancher Jugend zernichtet. —

Gastmale sind hier zwar selten, aber desto gefährlicher für die, welche Antheil daran nehmen. Menschen, die sonst einfache Kost gewohnt sind, stopfen ihren Magen, wie Fleischhacker ihre dicken Würste mit einem Gemensel von Speißen; allerley widersinnige Getränke machen den Beschluß. —

Das unschuldige Kartenspiel, das durch die oft lange fortdauernde sitzende Stellung und durch den Verdruß über oft erlittenen Verlust sehr schädlich wird, ist hie und da eine Belustigung am Abend. —

Koffee ist wie fast überall, auch hier ein Lieblingsgetränk, und wenn ein Kranker nichts mehr geniessen kann, so muß ein Schälchen Koffee ihm noch zum Labsal dienen.

Dank aber dem Allgütigen, und Lob und Ehre für die hiesigen Bewohner, daß die an dem Luxus sich sonst gemeiniglich anschliessende venerische Krankheit, welche auf dem flachen Lande, seitdem so vieles Militär sich in der Gegend befand, viele Kandidaten zählt, und sich auf die Nachkommenschaft fortzupflanzen droht, bey ihnen wenig, oder gar keinen Eingang findet: wenigstens so viel mir bekannt ist, noch nicht gefunden hat.

Schwangeren Personen, die mit aller Beschwerde die Stütze und Hofnung des Staats tragen, wiederfährt hier alle öffentliche Achtung: — nur Schade, daß das hiesige Weibervolk sowohl in als ausser der Schwangerschaft durch gewisse, für sie gar nicht schickliche Arbeiten und Lebensart nicht auch das Ihrige zur Erleichterung der ihnen bevorstehenden Geburten mit beyträgt; — und wenn Schwangere auch alle Pflichten erfüllen, so stehn Vorurtheile und Aberglaube der guten Sache im Wege.

Neugebohrne, als die Saat und Hofnung des Staats, behandelt man hier freilich meistens nach altem, wohlangeerbtem Schlendrian. — Dummheit und Unwissenheit der niedern Volksklasse, Mangel an richtigen Kenntnissen bey den etwas kultivirt seyn wollenden sind freilich noch Ursachen, die so eilig nicht auf weitere Verbesserungen hoffen lassen. Man behandelt Neugebohrne hier noch immer entweder zu zärtlich, oder zu grausam; wickelt sie noch immer recht fest ein, füllt ihren ohne dieß schwachen Magen noch immer mit dem so äusserst nachtheiligen, sogenannten Mehlbrey, und stopft ihnen den Mund mit einem Schnuller, damit sie sich ja nicht natürlich bewegen können, — ja die arme Mutter nicht viel plagen, ja nicht schreien sollen. — Aber doch wird hier die Muttermilch dem lieben neugebohrnen Weltbürger nicht versagt; so wie man nie über Mangel, sondern vielmehr über Ueberfluß an Nahrung zu klagen hat. — Uebermässig warmes Verhalten; Unreinlichkeit, angebohrne und ererbte Krankheiten sind ohne Zweifel die Grundursache der Sterblichkeit der hiesigen neugebohrnen Kinder. — Für arme dürftige Kinder ist noch gar nicht gesorgt, sie mögen nun ehlich, oder unehlich gebohren seyn. —

Die aufkeimende Jugend steht hier zwar unter der besten Aufsicht, und erhält vorzüglich gute Anleitung und Unterricht; — doch wirken einige Eltern nicht so ganz, wie es zu wünschen wäre, zum Allgemeinen mit.

Für Kranke ist noch zu wenig gesorgt, und so viel mir bekannt ist, so sind auch keine genüglichen milden Stiftungen vorhanden. Und wenn auch Arzt, oder Wundarzt zu einem Kranken geruffen werden, so fehlt es noch immer an gehöriger Folgsamkeit, nöthiger Beharrlichkeit, und standhaftem Zutrauen.— Man ruft hier den Arzt nur dann, wenn nach gemeinen Sprachgebrauch die Seele schon auf der Zunge liegt, und wenn die Krankheit nicht gleich, oder doch bald gehoben wird, so erhält man höflich, oder grob den Abschied, und erholt sich wieder bey einem andern Rath; und hilft da wieder nichts, so geht man wieder weiter.

Da der zeitliche Stadtphysikus von Obrigkeitswegen keine Unterstützung erhält, so haben arme Kranke sich um so weniger dergleichen zu versprechen.

Es ist hier seit einem Jahr der erste, ordentlich geprüfte, und approbirte Stadtphysikus aufgestellt, dessen Bemühungen und Aufopferungen fürs Beste der hiesigen Einwohner von Manchen geschäzt, von vielen aber verkennt werden.

Seine Erträgnisse sind:

10 Klafter weiches Holz.
10 kleine Viertel Korn.
10 — — — — Hafer.
2 — — — — Waitz, und 75 fl. an Geld.

Dafür hat er die Obliegenheit:

a) Die

a) Die hiesigen armen Kranken sowohl in der Stadt, als auch in dem hiesigen Burgerspital ohnentgeldlich zu bedienen.

b) In seiner Praxi der hiesigen Stadt den Vorzug zu geben, und

c) sich ohne Vorwissen des hiesigen kumulativen Polizeyamts nicht über 2, höchstens 3 Tage von hiesiger Stadt zu entfernen.—

Wegen Mangel an Nahrung kann hier, wie schon die Erfahrung gezeigt hat, kein Apotheker leben; und der zeitliche Physikus ist also genöthigt, auch die nothwendigsten Arzneymittel in Vorrath zu haben, diese muß er aus einer privilegirten Apotheke sich kommen lassen, und den Gewinnst hievon armen Kranken geben, welches gerne geschehen würde, wenn nur die Bemittelten bessere Zahlung leisteten.

Doch darf und kann ich nicht vergessen die Wohlthaten unsers wirklich rechtschaffenen Seelsorgers für arme Kranke öffentlich anzurühmen,— für mehrere solche bedaurungswürdige Menschen besorgte er Kost und Arzney.—

Auch ist seit einigen Monaten auf Veranlassung des hiesigen Physikus ein ordentlich geprüfter und approbirter Wundarzt hier, welcher nebst seinem alten Vater, ohne allen Scheu allen nur möglichen medicinischen Unfug treibt, die Arzneyen von Wasserträgern, den sogenannten Königseern kauft, und solche von seiner Tochter zusammensetzen läst. — Ferner ist hier auch ein Baader, dem, wegen Mangel an Kenntnissen, von höherer Stelle aus weiter nichts, als Barbieren, Schröpfen, Klistieren und Aderlassen erlaubt ist; der aber alle Verbote und Befehle nicht achtet, und gleich obigem allen nur möglichen medicinischen Unfug treibt.

Dann sind auch 2 Hebammen hier angestellt, welche, ihrer wenigen Kenntnisse ohngeachtet, ebenfalls doctoriren. —

Das ist nun die ganze Beschaffenheit der hiesigen Medicinalpersonen. — Und nun sagt ein Gelehrter unserer Zeit: "Wenn jeder Staatsdiener "nach der Wichtigkeit seiner Dienste belohnt wer"den muß, so ist auch nöthig, daß der Arztlohn für "die Medicinalpersonen festgesezt werde. — Die "wichtigsten Dienste leistet der Arzt; — daher ihm "auch das vorzüglichste Arztlohn gebührt, — nächst "ihm der Wundarzt, und die Hebammen." — Und hier, einige Redlichgesinnte ausgenommen, welche den wahren Arzt zu schätzen wissen, glaubt man den Arzt oder Wundarzt für seine rastlosen Bemuhungen mit Groschen belohnt zu haben. An Arbeit fehlt es hier keinem nicht; — immer sind Kranke vorhanden; und ob man gleich in der Gefahr das halbe Vermögen verspricht, so darf man, wenn der Kranke auch wieder hergestellt ist, oft ein halbes, ja wie es mir wirklich geht, ein ganzes Jahr warten, bis man bezahlt wird, und dann erst noch froh seyn, wenn man für wohlverdiente 6 Gulden, 2, höchstens 3 erhält.

Nun aber komme ich an jene Pest des Staats, an jene unnütze Menschenklasse, welche zu jeder nützlichen Beschäftigung entweder unfähig, oder zu faul ist, und mit betrügerischer Täuschung im Anfange oft aus Noth, in der Folge aber aus Wohlbehagen das leichte Erwerbmittel ergreifen, und medicinischen Unfug treiben: — ich meine die Afterärzte, und privilegirte, und unprivilegirte Pfuscher: und die Anzahl derselben ist hier, und in der umliegenden Gegend sehr groß. Leider bedenken die hiesigen Bewohner nicht, daß auch die besten Arzneymittel in der Hand eines Unwissenden das sind, was ein zweyschneidiges Schwerd in der Hand eines Rasenden ist. — Schmide, Hirten, Schinder, und alte Weiber vertretten hier oft die Stelle des Arztes — selbst Obrigkeiten gebrauchen dergleichen Pfuscher, und glauben ihnen mehr, als dem wahren Arzte.

Zur Rettung der Ertrunkenen, und andern Scheintoden ist ausser dem Arzt und Wundarzt noch keine weitere Anstalt getroffen, obwohl sich jährlich wegen des in 2 grossen Armen nahe an der Stadt vorbeyströmenden Naabflußes mehrere Unglücksfälle ereignen, und die Stadtkammer reich genug wäre, den nöthigen Apparat zur Rettung der Scheintoden anzuschaffen: und wenn nicht von höherer Stelle aus ernste Maasregeln ergriffen werden, so müssen dergleichen Dinge noch lange unter die pia desideria gerechnet werden.

Aber schrecklich, und furchtbar staunend war für mich der Anblick der allzufrühen Beerdigung, welche hier im Sommer und Winter gleich voreilig ist. — Stirbt heute Vormittag ein Mensch, so ist er bis den andern Tag morgens 9 Uhr schon in die Erde verscharrt: man ist beruhigt, dem gewiß oft nur scheintoden Gatten ein gut bedungenes Leichenbegängniß gehalten zu haben; wie entsetzend, ja wie empörend gegen alles menschliche Gefühl ist nicht dieser schreckliche Gedanke für einen, auch nur etwas gefühlvollen Menschen, — sich lebendig müssen begraben lassen.

Das hiesige kumulative Polizeyamt scheint dergleichen Gegenstände ganz zu miskennen; sie läst sichs zwar angelegen seyn, auf öffentliche Ruhe, Bequemlichkeit der Bürger, gute Qualität und genügliche Quantität des Brods, Biers und Fleisches einiges Augenmerk zu haben: aber die bisherige Aufsicht war dennoch zu schwach, um dem einzelnen Interesse verjährter Wuchereyen Einhalt zu thun. — Noch sind hier, wie an mehreren Orten Vater, Brüder, Vettern, Gevatter, Schwäger, Baßen, und mehrere dergleichen freundschaftliche Verbindungen im Wege, wo nach erfüllter Pflicht die bittersten Vorwürfe folgen würden.

V.

Anmerkungen und Vorschläge.

Noch kann ich nicht enden. Es sind Dinge vorhanden, die allerdings Erwähnung verdienen, und da es meine Pflicht ist, die Wahrheit zu sprechen, so wird man mirs doch nicht übel nehmen, wenn ich vielleicht hie und da jemanden zu nahe treten muß.— Doch es ist zum allgemeinen Besten, und deßwegen wird man mich ja doch nicht steinigen wollen?— Denkt nur, meine Mitbürger, ich rede ohne allen Eigennutz, und meine es gut mit euch, und in der Folge werdet ihrs erst einsehen, daß ich Recht hatte.— Also muthig ans Werk, und mit aller Zuversicht sehe ich der Befolgung entgegen.

Der Boden um die Stadt ist an den meisten Orten sehr fruchtbar, an einigen nicht. Man baut hier zwar Korn, Waiz, Gerste, Hafer, Rüben, Kartoffel (Erdäpfel), Dorschen, Kraut, Flachs, Erbsen, Linsen, und macht auch schon glückliche Versuche mit Hopfen.—

Wahr ists; die Früchte stehen hier herrlich schön, aber man würde noch mehr Getraid und

Früchte bauen, wenn auf mehrere, oder mindere Begeilung der Felder Rücksicht genommen würde. Man würde viel Feld ersparen, und doch mehrere und bessere Kartoffel bauen, wenn man beym Pflanzen derselben gute Gattungen wählte, und solche nicht zerschneiden würde. — Es wäre hier sehr guter Grund zum Toback, zu Runkelrüben und türkisch Korn, zum Reps und Kleebau, und der minder Vermöglichere dürfte beym Anbau mehrerer nützlicher Speisgattungen nicht immer, gleich dem Vieh, schlechte Erdäpfel geniessen. —

Das Rindvieh, welches nicht nur wegen der kleinen Gattung, sondern auch wegen der an manchen Orten sehr schlechten Weide nicht viel Nutzen bringt, könnte bey eingeführter Stallfütterung besser gedeihen; man würde mehr Milch und bessere Kälber erhalten, — es würde mehr Dünger erzielt, die Felder also an manchen Orten besser begeilt werden können.

Ferner sind hier sehr viele Anger, Raine und andere öde Plätze vorhanden, auf welchem mehr, als 100,000 Bäume Plaz hätten. — Berechnet den Nutzen von einem Baum fürs Nothwendige und Angenehme, und ihr, meine lieben Mitbürger, werdet einsehen, daß die ganze Gegend nicht nur verschönert, sondern ihr auch gesünder und reicher seyn würden. — Besonders verdient eben jezt, da alle

Getraidsorten in äusserst hohem Preise stehen, der Anbau mehrerer Futterkräuter, Gemüse und die Obstkultur alle Aufmerksamkeit.— Die benachbarten Städte würden gerne das übrig erzielte Obst kaufen, und ihr selbst mehrere abwechselnde Nahrungsmittel für den Winter erhalten.— Viele eurer moosigten und sumpfigten Gründe könnten durch tiefe Gräben zu einem und dem andern Bau besser benuzt; — die schädlichen und auf euere Gesundheit so mächtig wirkende feuchte, in Sommertagen oft stinkende Luft würde vermindert, und viele Krankheiten, die hier scheinen das Bürgerrecht erhalten zu haben, verhütet werden.

Die meisten Bewohner haben feuchte Wohnungen, woran theils unschickliche Bauart, theils schlechte Materialien die Ursache sind.— Auch werden die Wohnungen nicht reinlich genug behandelt, zu wenig gelüftet, und mit zuviel nachtheiligen Sachen angefüllt.

Die Strassen werden hier nicht reinlich genug behandelt, durch verschiedene Ausgüsse, oft auch durch Dünger und Menschenkoth verunreinigt.— Holz, Wägen, Steine, Schutt und allerley widrige Gegenstände liegen bey Tag, besonders aber zu Nachts auf freyer Strasse. Schweine laufen hier den Tag über Gassen auf und ab. Hunde sind in überflüssiger Menge vorhanden, welche besonders zur Nachtszeit die Einwohner sehr beunruhigen. — Nehmt das alles wohl zu Herzen; und berechnet den so mannigfaltigen Nutzen auf einer, und den so äusserst grossen Nachtheil auf der andern Seite.

Noch werden hier die Leichen nicht tief genug in die Erde verscharrt, und den ehrwürdigen P. P. Kapuzinern wird noch immer gestattet, ihre Abgestorbene in eine allgemeine Gruft, welche, wie gewöhnlich, in der Kirche angebracht ist, zu legen. Nur die an den sogenannten hitzigen Krankheiten sterben, werden in ihrem Garten begraben. — Ist denn der faulichte Todengeruch bey Eröfnung solcher Grüfte nicht auch der allgemeinen Gesundheit nachtheilig? — Besonders da hier die üble Gewohnheit ist, daß ein Schwarm von Menschen durch eine ganz kleine Oefnung sich in die heil. Gruft hinabdrängt, um die ehrwürdig verwesten Väter zu betrachten? —

Noch ist kein allgemeines Schlachthaus für die hiesigen Mezger errichtet, welches hier doch gewiß sehr schicklich und nahe am Wasser angebracht werden könnte.

Nebst den allgemeinen Backöfen haben auch die meisten Einwohner ihren eigenen Backofen im Haus. Die Feuersgefahr, besonders da solche manchmal sehr schlecht angebracht sind, ist, so wie die Holzconsumtion, grösser.

Beym Brodbacken in Bürgershäusern werden theils aus Eigennutz, theils aus Unwissenheit nicht alle Regeln genau beobachtet. —

Das hiesige kumulative Polizeyamt hat auf meine berichtliche Anzeige über die schlechte Beschaffenheit des hiesigen weissen Brods folgendes Schreiben an mich erlassen, welches einigen Eindruck gemacht hat, so daß man in der Folge noch mehrere Wirkung, wenn es nicht an Unterstützung fehlt, hofen kann. —

Sonders hochgeehrtester Herr!

„Den hiesigen Bäckern und Melbern ist sub „hod. der Auftrag zugegangen, sowohl weisses als „schwarzes Brod in Zukunft besser zu bearbeiten, „mit dem erforderlichen Sauerteige zu versehen, „und genugsam auszubacken, und dieß um so mehr, „als an Euer Hochedelgebohrn die Polizeyämtliche „Weisung ergangen sey, nicht nur von Zeit zu „Zeit im Brodladen, sondern auch in den Bäcker- „und Melberbehausungen über die Qualität so- „wohl weiß, als schwarzen Brods pflichtmässige „Untersuchungen anzustellen, das schlecht findende „Brod durch den beyzuziehenden Stadtdiener auf „der Stelle zerschneiden zu lassen, und die fehli- „gen Bäcker und Melber zur ordentlichen Bestra- „fung nahmhaft zu machen. Man stellt auch dero- „wegen auf das an uns in diesem Betref erlas-

„sene Schreiben das Gesinnen, obige Punkte, als „eine Physikatspflichtschuldigkeit zu erkennen, und „derselben nachzukommen.„

Actum den 12. Nov.
1798.

Churfürstliches kumulatives Polizeyamt
Schwandorf.

B. Weber.

Doch Schade, daß, wenn man hier seine Schuldigkeit erfüllt, man sich Feinde macht; — und so gieng es auch mir. —

Wie aber die Müller in Ordnung zu bringen sind, das überlasse ich andern.

Obst wird hier auch unzeitig zu verkaufen gestattet. —

Die öffentlichen und auch die besonderen Hausbrunnen werden trotz des ohnehin schon schlecht beschaffenen Wassers doch nicht reinlich genug behandelt.

In den Bräuhäusern läßt man machen, was man will, und wenn das Bier auch noch so schlecht ist, so muß es doch dem guten gleich bezahlt werden.

Weinessig ist hier auch nicht allezeit ächt, und ich habe bey strenger Untersuchung ihn oft mit

Avignonskörner und Vitriolsäure verfälscht gefunden.

Ein Glück, daß hier nicht stark Wein getrunken wird, denn da die hiesigen Wirthe selbst keine Weinkenner sind, noch weniger die gehörigen Proben damit anzustellen wissen, so glauben sie in der Farbe und im Geschmack alle guten Eigenschaften des Weins zu kaufen.

Für Kranke, sagte ich vorhin, ist ausser dem Arzt und Wundarzt noch keine weitere Vorsorge getroffen. Es ist hier zwar ein sogenanntes Seelenarmenhaus vorhanden, in welchem arme kranke Dienstbothen, oder sonst fremde Kranke, welche ausserdem in der Stadt keine Aufnahme finden, ihr Obdach erhalten.— Die Einrichtung besteht im leeren Stroh, und zur Pflege der Kranken wohnt der sogenannte Armenvogt, welcher wöchentlich zweymal mit den hiesigen Armen die Stadt abbettelt, in diesem Haus;— dann ist noch das sogenannte Siechenhaus ausserhalb der Stadt vorhanden, in welchem die erbarmungswürdigste Klasse von Menschen zwar aufgenommen, aber schlecht unterhalten wird.— Diese beyden Häuser werden von einem geringen Amt (das sogenannte Seelenamt) unterhalten; die Stiftung ist sehr gering, und oft kaum hinlänglich, auch nur die nöthigsten Ausgaben zu bestreiten.—

Arme giebt es hier genug, wovon viele arbeiten könnten, wenn sie wollten, und da hier die Tuchmacher allgemein klagen, daß sich so wenig Leute mit Wollspinnen abgeben, so ist leicht von diesem auf das Uebrige zu schliessen, daß die meist hier erzielten Produkte blos aus Behaglichkeit solcher armer Faulenzer nicht im Lande selbst verarbeitet werden.

VI.

Gesundheitszustand, herrschende Winde und Witterungszustand, Kranken- und Mortalitätstabelle.

Lage und Bauart der Stadt, Strassen, Begräbnisse, — Lebens- und Nahrungsmittel, Speisen und Getränke, — Lebensart und Beschäftigung der Einwohner lassen bald auf anhaltende und weniger unterbrochene Gesundheit, bald mehr oder weniger herrschende Krankheiten den Schluß machen. Vieles läßt für, und wider sich sprechen. — Es giebt Haushaltungen, Familien und Gewerbe, die weniger von Krankheiten überfallen werden, als andere. — Man zählt hier viele ehrwürdige alte Männer, und geschäftige alte Mütterchen: — man sieht feste, robuste Männer, und kernhafte Weiber sowohl in der Stadt, als auf dem angränzenden flachen Lande, und erfreut sich über blühende Jünglinge und Mädchen. — Leider aber sind nicht die meisten so beschaffen. — Und erst aus dem nachfolgenden können wir in Verbindung mit dem Vorhergesagten ein richtiges Verhältniß der Kranken zu den Gesunden ꝛc. annehmen.

Die herrschendsten Winde, welche vorzüglich dieses Jahr hindurch auf uns so merklichen Einfluß hatten, waren: — Der Nord- und Nordwestwind. Der Nordost- und Südwestwind. Der West- und Südostwind. Der Süd- und Ostwind. Der Witterungszustand, den ich vom May 1798. bis wieder May 1799. beobachtete, war folgender:

1798. May.

Der Anfang dieses Monats war schön, das Ende aber sehr veränderlich, bald schöne, bald regnerische Tage, starke Gewitter zur Nachtszeit. —

Junius.

Meistens Regen, nur die Mitte d. M. vergönnte uns schöne, heitere Tage, welche aber meistens starke Gewitter zur Folge hatten.

Julius.

Meist schöne, heitere, warme Tage, welche nur durch etliche rauhe, regnerische, mit heftigen Nordwinden begleitete Tage unterbrochen wurden.

August.

Der Anfang gab uns schöne heitere Tage, gegen die Mitte herrschten, besonders allezeit gegen Abend, starke Gewitter, denen heftige Nordwinde folgten— das Ende war einige Tage sehr stürmisch, dann wieder schön.

September.

Dieß Monat hindurch hatten wir immer abwechselnde Witterung, bald einen Tag schön, warm, und heiter, dann gleich den andern Tag wieder Nebel, Regen und starken Wind.

October.

Am Morgen allezeit starke Nebel, Nachmittags heiter. Ost- und Westwinde wechselten eben so, wie regnerische, und kalte trockne Tage miteinander ab.

November.

Vom Anfang d. M. bis zum 17ten, wo auf einmal kalte, trockne Tage mit vielem Schnee sich einfanden, und welche bis ans Ende d. M. anhielten, hatten wir immer Nebel und Regen.

December.

Die ersten 3 Tage hatten wir starken Regen, und den 4ten war die Naab sehr stark angeschwollen; der folgende Tag war sehr kalt, und die strenge Kälte dauerte bis zum 14ten, wo wir einige trübe regnerische Tage mit starkem Nebel hatten: den 18ten kam die Kälte abermals mit vielem Schnee, und dauerte die übrigen Tage d. M. fort, besonders war am 25sten und 26sten die Kälte am heftigsten, so, daß die Aeltesten der Stadt sich keiner so grimmigen Kälte erinnern konnten. —

Jänner 1799.

Dieß Monat war die Kälte so anhaltend, wie am Ende des vorigen Monats, und zwar bis zum 14ten, wo einige Tage hindurch die Kälte immer abnahm, und sich starke Nebel einstellten, den 19ten kam die Kälte von neuem, und den 24sten trat auf einmal wieder gelinde Witterung ein, und die lezten Tage kam anhaltender Regen.

Hornung.

Im Anfange d. M. hatten wir kalte Tage, den 9ten fiel ein tiefer Schnee mit starkem Winde, den 15ten hatten wir Regen, den 17ten und 18ten wieder grosse Kälte, den 19ten wieder starken Regen, dem bis zum Ende angenehme, warme Tage folgten.

März.

Der Anfang dieses Monats war schön, heiter, und mässig kalt, dann kam Regen;— dann den 10ten wieder schönes Wetter bis zum 21sten, wo sich auf einmal starke dicke Nebel einstellten, welche bis ans Ende mit bald schönen, bald regnerischen Tagen abwechselten.

April.

Kalte Tage mit vielem Schneegestöber machten den Anfang dieses Monats, den 5ten trat gelinde Witterung ein. Den 7ten Abends war ein Donnerwetter. In der Mitte d. M. hatten wir viele Strichregen, und gegen das Ende sehr veränderliche Tage.

Aus allen dem Vorhergesagten ist nun leicht zu begreiffen, warum so viele 1 — 3 — und 4tägige Wechselfieber, welche die Perurinde in grossen Gaben forderten, gastrische gallichte Fieber und Rheumatismen im Sommer — faulichte Fieber und Unordnungen der monatlichen Reinigung im Spätherbst — Entzündungen verschiedener Eingeweide im Winter, und abermals bey herannahendem Frühling gallichte gastrische Fieber jene Krankheiten waren, welche am meisten, besonders unter der gemeinen Bauernklasse sich zeigten, und wenn auch bey chronischen Kranken alle Pflege und Sorgfalt beobachtet wurde, so musten sie doch an der herrschenden Krankheitsconstitution einigen Antheil nehmen.

Um dieß alles noch vollkommner, und so viel möglich deutlich darzustellen, habe ich Tabellen beygefügt, aus welchen man sich eine kurze Uebersicht von Kranken und Krankheiten, von Gebohrnen und Gestorbnen ꝛc. machen kann. —

Uebersicht der Kranken und Krankheiten,

welche

ich vom May 1798 bis wieder May 1799 in der Stadt sowohl, als auf dem Lande habe zu behandeln gehabt.

An faulichten Fiebern ⸗ ⸗	19	An Lungenentzündungen ⸗	4
Schleimfiebern	9	Leberentzündungen ⸗ ⸗	3
Entzündl. gallicht. Fiebern	18	Darmentzündungen ⸗ ⸗ ⸗	2
gastrischen Fiebern ⸗ ⸗	121	Scharlachausschlag ⸗ ⸗	2
Nervenfiebern	14	Nesselsucht ⸗	1
1tägigen Wechselfiebern ⸗	9	Krätze ⸗ ⸗ ⸗	4
3tägigen Wechselfiebern ⸗	25	Milchkruste ⸗	1
4tägigen Wechselfiebern ⸗	6	Rheumatismen	14
bösartigen Wechselfiebern ⸗	23	Gicht ⸗ ⸗ ⸗	5
Augenentzündungen ⸗ ⸗	2	Catarrhen ⸗	4
Halsentzündungen ⸗ ⸗	3	Bluthusten ⸗	2
Summa	249	Summa	42

An Fehlern der monatlichen Reinigung = =	19	An Wassersucht =	8
Hämorrhoidalbeschwerden	7	Lungensucht =	6
Wurmkrankheiten = = =	31	Hypochondrie	4
Altersschwäche	3	Hysterischen Anfällen = =	6
venerischen Uebeln = = =	5	Melancholie =	1
Scorbut = =	1	Apoplexie = =	2
Skropheln = =	1	Epilepsie = =	1
Krebs = = =	3	chronischen schweren Athemholen = = =	4
äußerlichen Geschwülsten =	5	Kolik = = =	8
veralteten Geschwüren =	18	Unvermögen, den Urin zu halten	1
Wunden = =	4	Kindbettfieber =	6
Beinfraß =	2	Abgängen =	3
Quetschungen	4	Milchabsatz =	2
Gehirnerschütterung = = =	4	Onanie = =	3
schweren Geburten = = =	4	Narrheit = =	1
Summa	111	Summa	56

Die Anzahl der Kranken war also	458
Hievon sind genesen , ,	420
Unheilbar entlassen worden , , ,	3
Der Behandlung entgangen ,	11
Gestorben , , , ,	14
Noch in der Behandlung ,	10
Unter diesen waren Männer , ,	195
Weiber , ,	187
Kinder , ,	76
Hievon sind gestorben:	
an Nervenfieber , ,	3
Wassersucht , ,	2
Steckcatarrh , , ,	1
Lungensucht , , ,	1
faulichtem Fieber , ,	1
Beinfraß , , ,	2
Darmentzündung , ,	1
Krebs , , ,	1
Altersschwäche , ,	2
Summa	14

Verzeichniß
der
Getrauten, Gebornen und Gestorbenen in der Pfarrey Schwandorf von 1798.

Getraute	Geborne				Gestorbene			Besondere Anmerkungen.
	Ehliche		Unehl.					
Paar	Knaben	Mädchen	Knaben	Mädchen	Männer	Weiber	Kinder	
15	44	58	7	7	22	21	53	2 Kinder wurden tod gebohren. Ein lediger Mensch von 60 Jahren hat sich in einem Kohlhaufen verbrannt. 2 Mütter haben 2 Zwillinge geboren.

Summa 116 geb. | 96 gestorben

Dem Alter nach sind gestorben:

Im ersten Jahr	von 1 — 5	5 — 10	10—20	20—30	30—40
45	4	—	4	3	1

von 40—50	50—60	60—70	70—80	80—90	90-100
7	6.	13	10	3	—

Nachwort

Als Verfasser der im Jahre 1799 gedruckten „Medizinischen Ortsbeschreibung der Stadt Schwandorf" gehört der Stadt- und spätere Landgerichtsarzt Christoph Raphael Schleis von Löwenfeld zweifellos zu den fortschrittlichsten Amtsärzten seiner Zeit. Mit seiner medizinischen Stadtbeschreibung von Schwandorf zählt Schleis von Löwenfeld sogar zu den Pionieren dieser Quellengattung in Bayern. Sein Kampf gegen Aberglauben und Unwissenheit in der Heilkunde machte ihn zu einem leidenschaftlichen Streiter für die Verbesserung der medizinischen Versorgung der Landbevölkerung. Summarisch begriff er sich als ein vom Glauben an eine bessere Zukunft beseelter Aufklärer, der in der gefühligen Sorge um seinen Nächsten und in der redlichen Verantwortung für das Gemeininteresse die tragenden bürgerlichen Grundlagen eines modernen Staates erblickte.

I) Biographie

Elternhaus und Kindheit

Christoph Raphael Schleis von Löwenfeld wurde am 20. September 1772 in Sulzbach (Oberpfalz) als Spross eines angesehenen Arztes geboren. Sein Vater, der aus der Rheinpfalz stammende Bernhard Joseph Schleis von Löwenfeld (1731–1800), war nach einem Dienst in der kurpfälzischen Armee (1757) als Stadt- und Landgerichtsphysikus nach Sulzbach gekommen. Die Heirat mit Franziska Gutmann, einer Tochter des Amberger Bürgermeisters, bedeutete für den Arzt zweifellos einen gesellschaftlichen Aufstieg. 1760 wurde Bernhard Schleis sogar in den Adelsstand erhoben.[1] Auch als kurfürstlicher Hof- und Medizinalrat genoß er bald ein hohes gesellschaftliches Ansehen. Darüberhinaus besaß Bernhard Joseph Schleis von Löwenfeld als Leibarzt 27 Jahre lang auch das innige Vertrauen der aus dem Hause Pfalz-Sulzbach stammenden Herzogin Dorothea Franziska (1724–1794) von Pfalz-Zweibrücken, der Stammutter des bayerischen Königshauses.[2]

Die Jugend Christoph Raphael Schleis von Löwenfelds war in eine tief religiöse Gesinnung eingebettet. Sein Vater gehörte zu den führenden Mitgliedern des in der Mitte des 18. Jahrhunderts aufblühenden Ordens der Gold- oder Rosenkreuzer.[3] Diese auch Jesusorden genannte Vereinigung erlangte einen beachtlichen politischen Einfluß. Über den Beichtvater des Kurfürsten Karl Theodor verfügten die freimaurerischen Rosenkreuzer über vertrauliche Kontakte zum bayerischen Landesherrn und bewogen Karl Theodor später auch zum Kampf gegen den 1776 in Ingolstadt entstandenden aufklärerischen Geheimbund der Illuminaten.

Studium und Ausbildung

Dem Beispiel seines älteren Bruders Joseph Konrad (1762–1789) folgend, wollte auch Christoph Raphael die ärztliche Kunst erlernen. 1791 nahm er an der 1472 gegründeten bayerischen Landesuniversität in Ingolstadt das Medizinstudium auf.[4] Als Vorbereitung zum Medizinstudium mußte er sich zunächst der Philosophie widmen und Vorlesungen über Rhetorik, Logik und Physik anhören. In einem daran anschließenden medizinischen Fachstudium wurden die für den ärztlichen Beruf notwendigen Kenntnisse und Fähigkeiten vermittelt. Zu Schleis von Löwenfelds Lehrern zählten damals der Chirurg Philipp Fischer (1744 bis 1800), der für Anatomie, Physiologie, Diätetik und Staatsarzneikunde zuständige Heinrich Maria von Leveling (1766–1824) sowie dessen Vater, Heinrich Palmatius von Leveling (1742–1798). Letzterer führte die angehenden Ärzte in die klinische Praxis ein. Zu diesem Zwecke hatte sich Leveling seit 1789 im Ingolstädter Militärspital ein Krankenzimmer reservieren lassen, in dem er sowohl internistisch als auch chirurgisch interessante Fälle vorzustellen pflegte. Christoph Schleis von Löwenfeld gehörte somit zu den ersten Studenten, die an der Universität Ingolstadt auch eine klinische Ausbildung am Krankenbett erhielten.

1794 schloß Schleis sein Studium „cum eminentiae Nota“ – also mit der ausgezeichnetsten Note ab.[5] Im gleichen Jahr erwarb er auch den Doktortitel. Die in seiner Inauguralabhandlung gestellte Frage - „Warum ist die Sterblichkeit der neugebohrenen Kinder so gross?“ – griff nicht nur ein Problem auf, das im Rahmen der damaligen Bevölkerungspolitik besonders aktuell scheinen mußte. Das Thema seiner Dissertation ist darüberhinaus auch ein gutes Beispiel für den in der zweiten Hälfte des 18. Jahrhunderts zu beobachtenden Aufschwung der Kindermedizin. Nach dem Studienabschluß sammelte Schleis von Löwenfeld weitere medizinische Erfahrungen auf einer akademischen Rundreise, die ihn an die Universitäten Altdorf, Erlangen, Bamberg, Jena und Würzburg führte.[6]

Frühe ärztliche Tätigkeit in Sulzbach

Im Anschluß an seine Bildungsreise übte er die Arzneikunde zunächst unter der Anleitung seines Vaters aus, der sich – wie erwähnt – als Stadt- und Garnisonsphysikus um das Gesundheitswesen in Sulzbach kümmerte.[7] Die churfürstlich-pfälzische

Religions- und Kirchendeputation in Sulzbach bescheinigte Christoph Schleis von Löwenfeld für diese Jahre, er habe sich in Stadt und Land „bei Reichen und Armen, in Menschen- und Viehseuchen, bei Tag und Nacht ... eifrig bezeiget ... und vorzüglich für die armen Kranken viel gutes gestiftet, überhaupt aber sich dergestalt betragen, wie es einem für das Wohl der Menschen, und das beste des Staats wachenden Arzt geziemet.“ [8] Im Namen der Einwohnerschaft pries auch der Bürgermeister von Sulzbach die „Menschenliebe“ und den „rastlosen Diensteifer“ des jungen beigeordneten Stadtphysikus. Schleis von Löwenfeld habe „sowohl in hiesiger Stadt als auch auf dem Lande vielen Patienten zu ihrer Wiedergenesung verholfen.“ [9] Besonders hervor hob das Stadtoberhaupt von Sulzbach dabei, daß Schleis seinen ärztlichen Aufgaben „ohne allen Eigennutz und ohne mindeste Schonung seiner eigenen Gesundheit und Bequemlichkeit“ und unter allen Witterungsbedingungen nachgegangen sei.[10] Die Bedeutung eines solchen Lobes mag man daran ermessen, daß Christophs älterer Bruder Konrad Schleis von Löwenfeld am 11. November 1789 in Sulzbach bei der Ausübung des ärztlichen Berufes zur Nachtzeit durch einen Unfall sein Leben verloren hatte.

In der Absicht, die medizinische Versorgung der ärmeren Stadt- und Landbevölkerung zu verbessern, unterrichtete Schleis von Löwenfeld auch angehende Land- und Wundärzte sowie Bader.[11] Dieser Personenkreis verfügte über keine Hochschulausbildung, sondern erwarb sich das für gröbere ärztliche Eingriffe notwendige Wissen auf besonderen Chirurgenschulen oder im Rahmen einer Handwerkslehre. Im November 1794 rief Christoph Schleis von Löwenfeld in Sulzbach eine „Bildungsanstalt für junge ungebildete Wundärzte" ins Leben. Unterstützung fand Christoph Schleis von Löwenfeld dabei bei seinem Vater und bei dem Wundarzt Bollmann, der zugleich als Hebammenlehrer tätig war. Die angehenden Bader und Wundärzte erhielten Unterricht in Anatomie, Physiologie, Diätetik und chirurgischer Heilkunde. Sie hörten die chirurgische Krankheits- und Arzneimittellehre, erlernten geburtshilfliche Handgriffe und erhielten die wichtigsten Kenntnisse aus der gerichtlichen Wundarzneikunde vermittelt. Überdies mußten die Lehrlinge eigenhändig Leichen zergliedern und sich in chirurgischen Operationen sowie im Anlegen von Verbänden üben. Daß den Schülern in Gestalt der Literärgeschichte sogar eine bestimmte Form von Wissenschaftsgeschichte vermittelt wurde, gehört zu den höchst seltenen Ausnahmen einer solchen Bildungsstätte im 18. Jahrhundert. Mit einer öffentlichen Prüfung wurden die halbjährigen Kurse abgeschlossen.[12]

Stadtarzt in Schwandorf

Mit seinem Einsatz und seinem Verantwortungsbewußtsein avancierte Christoph Raphael Schleis von Löwenfeld rasch zu einem valablen Kandidaten für den Posten eines Stadtphysikus. Am 24. Februar 1798 stellte die Stadt Schwandorf den tüchtigen und vielversprechenden jungen Arzt als solchen an.[13] Wie Schleis uns selbst berichtet, war er in der kleinen pfalzneuburgischen Grenzstadt „der erste, ordentlich geprüfte, und approbierte Stadtphysikus."[14] Mit anderen Worten: Die Stadt Schwandorf leistete sich erstmals in ihrer Geschichte den Absolventen einer medizinischen Universitätsausbildung als ärztlichen Amtsträger.

Als solcher mußte er – wie er sich selbst ausdrückte – in seiner Praxis generell der Stadt Schwandorf „den Vorzug geben", die damals ungefähr 1300 Einwohner hatte. Er hatte sich um alle medizinischen Belange in der Stadt zu kümmern und die Behörden bei der Seuchenvorkehrung zu beraten. Zu seinen Pflichten gehörte es auch, mittellose Kranke sowohl in der Stadt als auch im Bürgerspital unentgeltlich zu behandeln. Grundsätzlich durfte er sich ohne Wissen der Behörden höchstens drei Tagesmärsche von der Stadt Schwandorf entfernen.[15] Er verdiente in diesem Amt 75 Gulden jährlich und erhielt in Naturalien

10 Klafter Holz sowie eine bestimmte Menge Korn, Hafer und Weizen.

Die medizinische Betreuung der Einwohner mußte sich Schleis mit dem sog. niederärztlichen Personal teilen. Zu dieser bis in die zweite Hälfte des 19. Jahrhunderts existierenden Personengruppe gehörten in Schwandorf ein an einer speziellen Schule ausgebildeter Wundarzt und ein Bader, dem von seiten der Obrigkeit aber nur das Barbieren und Schröpfen, das Aderlassen und die Verabreichung von Klistieren erlaubt war. Wundarzt und Bader kümmerten sich aber offensichtlich wenig um die ihrem Berufsstand vom Gesetz gezogenen Grenzen und trieben in den Augen des Arztes „allen nur möglichen medicinischen Unfug."[16] In vielen Fällen zog die Bevölkerung aber schon aus Kostengründen den Bader einem studierten Arzt vor. Auch die beiden in Schwandorf angestellten Hebammen „doktorierten". In Konkurrenz trat Schleis schließlich auch noch mit einer veritablen Anzahl von Laienbehandlern, die der Absolvent einer Universitätsausbildung für eine besonders „unnütze Menschenklasse" hielt. Daß auch „Schmide, Hirten, Schinder und alte Weiber" in Schwandorf oft die Stelle des Arztes vertraten, ärgerte ihn sehr. „Selbst Obrigkeiten", so Schleis einmal verbittert, gebrauchten „dergleichen Pfuscher, und glauben ihnen mehr, als dem wahren Arzte."[17] Allerdings darf in diesem Zusammenhang nicht verschwiegen werden, daß die Halbärzte und Laienbehandler zu jener Zeit einen unverzichtbaren Beitrag zur Sicherstellung der medizinischen Versorgung einer Bevölkerungsmehrheit leisteten.[18]

Daß Schleis sein Aufgabenfeld als Stadtarzt sehr ernst nahm, zeigt seine Medizinische Ortsbeschreibung von Schwandorf. Darin untersuchte er mit „wachen Augen“ die hygienischen Verhältnisse in dem Ort und rückte mit Kritik an den herrschenden Zuständen mancher Personengruppe nahe.[19] Zu den vielfältigen Aktivitäten des oberpfälzischen Stadtphysikus gehörte auch sein Einsatz als Feldmedicus während der napoleonischen Kriege. Als 1800 erneut ein Krieg gegen die Franzosen ausbrach und Mangel an Ärzten herrschte, meldete sich Christoph Schleis von Löwenfeld als einer der ersten freiwillig. Vom 10. August 1800 bis April 1801 ließ er sich als Feldmedicus verpflichten und kümmerte sich in den Militärspitälern um die verwundeten Soldaten.[20]

In Schwandorf lernte Christoph Schleis von Löwenfeld auch seine zukünftige Gattin, Eusebia Bronold, kennen. Aus der am 2. Januar 1799 in Schwandorf geschlossenen Ehe gingen neben einer Tochter Franziska (geb. 23.3.1801) die Kinder Max und Karl hervor. Das geringe Jahresgehalt bedingte zweifellos ein mühsames Sorgen für die junge Familie. Beide Söhne traten später in die Fußstapfen des Vaters und absolvierten ihre medizinischen Studien ebenfalls an der bayerischen Landesuniversität, die mittlerweile allerdings nach München verlegt worden war. Max Joseph Schleis von Löwenfeld (1809–1897) brachte es bis zum Leibchirurgen der bayerischen Könige Maximilian II. und Ludwig II. Der jüngere Sohn Karl (1814–1870) ließ sich zunächst als praktischer Arzt in Amberg nieder, wo er 1866 schließlich zum Bezirksgerichtsarzt ernannt wurde. Nach dem Tode seiner ersten Gattin ging Christoph Raphael Schleis von Löwenfeld am 12. Juli 1814 in Amberg eine zweite Ehe mit Franziska von Hutzendorf (geb. 1776) ein.

Landgerichtsarzt in Sulzbach

Nur wenig mehr als drei Jahre diente Christoph Raphael Schleis von Löwenfeld der Stadt Schwandorf als Arzt. Als sein Vater am 9. Dezember 1800 verstarb, erinnerten sich die Bürger von Sulzbach an den verantwortungsbewußten jungen Arzt und beriefen ihn am 19. Juni 1801 auf das Physikat in Sulzbach.[21]

Schon bald darauf wurden bei der Neuordnung des bayerischen Kurfürstentums die bisherigen geistlichen und städtischen Niedergerichte aufgehoben und als untere Gerichts- und Verwaltungsbezirke die Landgerichte ins Leben gerufen. Gleichzeitig wurde das Medizinalwesen neu geregelt und in jedem der 50 bayerischen Landgerichtsbezirke ein beamteter Landgerichtsarzt mit der Kontrolle des Gesundheitswesens beauftragt.[22] In der Regel wurden bei dieser Neuordnung des Gesundheitswesens die bisherigen Stadtphysiker von der Landesdirektion in München in die neue Funktion als Landgerichtsärzte übernommen.[23] Zum besseren Verständnis sei hier angemerkt, daß Justiz und Verwaltung erst in den sechziger Jahren des 19. Jahrhunderts getrennt wurden. Aus den Landgerichten erwuchsen später die Bezirksämter und aus diesen im 20. Jahrhundert wiederum die Landratsämter.

Die Berufung nach Sulzbach und die Neuorganisation des Gesundheitswesens im bayerischen Kurfürstentum war für Schleis mit einer erheblichen Verbesserung der wirtschaftlichen Situation verbunden. Für die medizinische Betreuung des ländlichen Verwaltungsbezirks erhielt Schleis nun 464 Gulden, von der Stadt bekam er weitere 27 Gulden, und mit 10 Viertel Korn wurde Schleis auch noch in Naturalien entlohnt.[24] Zu den erweiterten und nun landesweit festgeschriebenen Pflichten eines Physikus gehörten die Kontrolle des anderen Heilpersonals, die Überwachung der Apotheken, der Spitäler, der Schul- und Waisenhäuser sowie die Bekämpfung von Seuchen. Auch die Anfertigung von gerichtsmedizinischen Gutachten zählte zu den Obliegenheiten eines Landgerichtsphysikus. Als Verfasser derartiger Gutachten machte sich Christoph Schleis von Löwenfeld – so wird berichtet – einen guten Namen. Als Landgerichtsphysikus mußte Schleis von Löwenfeld in seinem Bezirk auch weiterhin für eine kostenlose Behandlung der behördlich registrierten Armen sorgen. Schließlich war ein Physikus nun auch für das Erstellen von gesundheitspolitisch wichtigen Statistiken zuständig. Mit seiner frühen medizinischen Ortsbeschreibung von Schwandorf hat Schleis von Löwenfeld sicherlich mit dazu beigetragen, diesen Punkt überhaupt zu einem amtsärztlichen Aufgabenfeld zu machen. Im Jahre 1808 wurde der Aufgabenkatalog für Gerichtsärzte weiter ergänzt. Sie hatten nun auch die Zahl der Eheschließungen zu registrieren und ein Urteil über die Tauglichkeit der Wehrpflichtigen zu fällen.[25]

Aufgeschlossen begegnete Schleis vielversprechenden Neuerungen in der Heilkunde wie etwa der auf Edward Jenner (1749–1823) zurückgehenden Pockenschutzimpfung. Der englische Landarzt hatte Ende des 18. Jahrhunderts erkannt, daß eine Erkrankung an den harmlosen Kuhpocken vor einer Ansteckung mit den echten Pocken zu schützen vermag. Die Blattern suchten im 17. und 18. Jahrhundert ganz Europa heim, so daß ein großer Teil der Bevölkerung die Pocken durchmachen mußte. Nach einer zeitgenössischen Schätzung fielen in der zweiten Hälfte des 18. Jahrhunderts von den 24 Millionen Einwohnern in Deutschland jährlich etwa 67.000 Personen der schrecklichen Seuche zum Opfer.[26] Die Gesichter der Überlebenden blieben durch Narben entstellt.

Die von Jenner gemachte Entdeckung stieß deswegen überall auf große Resonanz. Bereits 1804 wurde Franz Seraph Giel in München als zentraler Impfarzt für Bayern verpflichtet mit der Aufgabe, systematisch den Kampf gegen die Pocken aufzunehmen und die Ärzte in den anderen Landesteilen mit der wertvollen Impflymphe zu versorgen.[27] Der Impfstoff wurde aus den Pusteln der an Kuhpocken erkrankten Personen gewonnen. Mit dem Impfgesetz vom 26. August 1807 führte Bayern als eines der ersten Länder in Deutschland schon früh den Impfzwang ein.[28] Schleis betrieb als erster in der Oberpfalz nachhaltig die sog. Schutz-Pockenimpfung und erwarb sich damit große Verdienste um die Verbreitung der neuen und nahezu gefahrlosen Impfmethode.[29] Ein Handschreiben des Königs und mehrere Belobigungsdekrete bestätigten Schleis von Löwenfeld, daß er auch in Sulzbach sein Amt zur Zufriedenheit der Bevölkerung ausgeübt habe und all seinen ärztlichen Aufgaben mit „seltener Liebe und Aufopferung“ nachgekommen sei.[30]

Beförderung nach Amberg

Nachdem Christoph Schleis von Löwenfeld über acht Jahre ärztlich für den Verwaltungsbezirk Sulzbach zuständig gewesen war, wurde er mit allerhöchster Verordnung vom 6. Oktober 1809 zum Gerichtsarzt für das Landgericht Amberg ernannt.[31] Amberg war in dem 1806 zum Königreich erhobenen Bayern die Hauptstadt des bei der 1808 durchgeführten Gebietseinteilung neu gebildeten Naabkreises. Das Jahresgehalt Schleis von Löwenfelds erhöhte sich an dem neuen Wirkort auf 600 Gulden, und wie bisher bestand neben den amtsärztlichen Pflichten die Gelegenheit, Privatpraxis auszuüben.

Schon kurz nach seinem Amtsantritt in Amberg sah sich Schleis mit einer „fürchterlichen Faulfieberepidemie“ (Fleckfieber) konfrontiert, die zu Beginn des Jahres 1810 in etlichen Orten entlang den oberpfälzischen Militärstraßen ausbrach.[32] Ausgelöst wurde die Seuche durch den Durchmarsch und die Einquartierung französischer Truppen sowie durch den Transport von mehreren hundert Kranken und Rekonvaleszenten aus Sachsen. „Besonders aufopferungsvoll“ pflegte Schleis offensichtlich Kranke auch während einer weiteren furchtbaren Typhusepidemie, die Ende des Jahres 1813 und Anfang 1814 in seinem Amtsbezirk um sich griff. Auslöser war dieses Mal der Durchzug und die Einquartierung russischer

Truppen gewesen. Ganze Ortschaften lagen krank darnieder, und kaum einer wollte den Kranken noch beispringen.[33] Oft kauerten in einem Hause zehn bis elf Kranke, und niemand außer dem Pfarrer ging mehr zu den Kranken. Aber auch Christoph Schleis von Löwenfeld scheute in dieser Situation keine Gefahr und suchte noch größeres Leid von den Menschen abzuwenden. Nicht vergessen werden darf dabei, daß Schleis von Löwenfeld selbst Vater von mehreren Kindern war und sich bei diesen Einsätzen einer hohen Ansteckungsgefahr aussetzte. Den unermüdlichen Anstrengungen des Landgerichtsphysikus wurde die Tatsache zugeschrieben, daß trotz der großen Zahl von Kranken die Sterblichkeit doch äußerst gering geblieben war.[34]

Daß sich der populäre Landgerichtsphysikus überhaupt seine Aufgaben „eifrig angelegen sein" ließ und „überall zur Erzielung des Guten und zur ... Entfernung des Leides der Menschheit freudig mitwirkte", versichert uns glaubwürdig der Landrichter von Amberg in einem Zeugnis vom 6. September 1815.[35] Später wurde Christoph Raphael Schleis von Löwenfeld einer breiteren Öffentlichkeit auch durch die Herausgabe einer bereits von seinem Vater gegründeten und im Stile der Aufklärungszeit als Amts-, Annoncen- und Nachrichtenblatt konzipierten Wochenzeitung bekannt. Als langjähriger Mitarbeiter beim

Sulzbachischen Intelligenzblatt hatte Bernhard Schleis von Löwenfeld 1792 selbst ein kurpfälzisches und auf seine Nachkommen übertragbares Privilegium zur Herausgabe einer Wochenschrift erhalten. Das von Schleis seit Juni 1792 herausgegebene „Oberpfälzer statistische Wochenblatt", das sich an die Sulzbacher und Amberger Bevölkerung wandte, wurde zu einem erfolgreichen publizistischen Unternehmen.[36] Sohn Max Joseph (geb.1764), ein oberpfälzischer Landesdirektionssekretär, führte die Zeitung ab 1800 unter dem Namen „Oberpfälzisches Wochenblatt" weiter und taufte sie 1809 in „Wochenblatt des Naabkreises" um.[37] 1836 ging die Redaktion schließlich auf Christoph Schleis von Löwenfeld über, der die Zeitung fortan als „Amberger Wochenblatt" erscheinen ließ.[38]

Ehrung und Tod

„Obwohl nur ein schlichter Landgerichtsphysikus ohne Titel", wie er sich selbst ausdrückte, bewarb sich Christoph Schleis von Löwenfeld unter Berufung auf seinen verstorbenen Vater 1823 um die Stelle eines Leibarztes bei Maria Amalia von Sachsen (1757–1831), Herzogin von Pfalz-Zweibrücken.[39] Es ist nicht bekannt, ob er diese Stelle bei der Witwe des 1795 verstorbenen Herzogs Karl August, des ersten Sohnes der oben genannnten

Franziska Dorothea, auch erhalten hat. Jedoch wurde er als Lohn für ein engagiertes ärztliches Leben im Dienste des bayerischen Königreichs am 22. Oktober 1845 zum königlichen Rath ernannt. Allerdings war diese Anerkennung in den Augen Schleis von Löwenfelds kein würdiger Ersatz für den so sehnlich herbeigewünschten Verdienstorden.[40] Daß die Ministerialbehörden seinen redlichen Einsatz für das öffentliche Gemeinwohl nicht mit einem Orden belohnten, hat Christoph Schleis von Löwenfeld zweifellos enttäuscht. Als er sein fünfzigjähriges Doktorjubiläum feierte, ernannte die zu jener Zeit angesehenste ärztliche Vereinigung in Bayern, der 1833 gegründete Ärztliche Verein in München, Schleis zum Ehrenmitglied.

Am 19. Oktober 1848 wurde Christoph Raphael Schleis von Löwenfeld in den Ruhestand versetzt.[41] Am 31. März 1852 ereilte ihn in Amberg der Tod.

II) Die Medizinische Topographie

In seiner 1799 angefertigten medizinischen Expertise über die Stadt Schwandorf beschreibt Christoph Schleis von Löwenfeld den Zusammenhang von Lebens- und Umwelt einerseits und Gesundheit andererseits. Fachlich knüpfte er damit an eine bis ins 5. vorchristliche Jahrhundert reichende

Tradition an.[42] Daß unterschiedliche topographische Verhältnisse und klimatische Bedingungen von Einfluß auf das menschliche Leben und die Gesundheit seien, war den Ärzten schon in der Antike bewußt. Die Beschaffenheit des Bodens und des Wassers in den verschiedenen Landstrichen, die Art der Wohnräume und die verfügbaren Nahrungsmittel beeinflußten nicht nur die Lebensweise der Menschen, sondern konnten auch die von außen auf den Körper einwirkenden Schädlichkeiten und damit auch das Wesen der Krankheiten verändern. Diese Erfahrung, daß Charakter und Gesundheit einer Bevölkerung in den verschiedenen Regionen entscheidend von der natürlichen Umgebung abhängen, äußerte erstmals der heute namentlich nicht mehr bekannte Autor der hippokratischen Schrift „Über Luft-, Wasser- und Ortsverhältnisse". Dieser in der zweiten Hälfte des 5. vorchristlichen Jahrhunderts entstandene Text zählt zu den ältesten Bestandteilen in der Sammlung von medizinischen Schriften, die unter dem Namen Hippokrates (ca. 460–370 v. Chr.) überliefert sind.

Bis in die Neuzeit hat die zitierte Schrift über Luft, Wasser und Wohnorte zur Meinungsbildung unter den Ärzten beigetragen. Bereits im 5. Jahrhundert wurde der Text in die lateinische Sprache übersetzt und damit für das Mittelalter rezipiert. Die im 16. Jahrhundert wiedererwachte Begegnung mit dem klassischen Altertum führte zu einer ganzen Reihe von medizinischen Arbeiten, die sich die genannte hippokratische Schrift zum Vorbild nahmen. Als die modernen europäischen Staaten Ende des 17. Jahrhundert ihre Politik auf das Bevölkerungswachstum und auf den Gesundheitszustand der Landeskinder ausrichteten, rückten hygienische Ortsbeschreibungen in den Mittelpunkt des Interesses. Sie schienen eine unentbehrliche Grundlage, um Leben und Gesundheit der Menschen gezielt sicher zu stellen. In der Folge unternahmen Autoren an einzelnen Orten immer wieder den Versuch, den Gesundheitszustand und das Erkrankungsmuster der Einwohner in einen Zusammenhang mit der natürlichen Umgebung und der Lebensart zu stellen.

In Deutschland spielte das Land Baden für die Verbreitung der neuen Literaturgattung eine besondere Rolle. Hier ordnete der Landesfürst nämlich bereits 1767 an, in den einzelnen Bezirken Berichte über die gesundheitliche Verfassung der Bevölkerung anzufertigen, um auf der Grundlage solcher Beschreibungen die für das Land notwendigen hygienischen Maßnahmen zu ergreifen.[43] Die erste medizinische Ortsbeschreibung in deutscher Sprache wurde 1771 in Frankfurt gedruckt.[44] Für die weitere Verbreitung dieser Fachliteratur sorgte auch die angesehene Pariser Akademie der Medizin, die 1778 zur Abfassung solcher Berichte aufrief.[45] Zu den Protagonisten medizinischer Topographien gehörte der als Hauptbegründer der öffentlichen Gesundheitspflege geltende Arzt Johann Peter Frank (1745–1821). Auch für ihn waren hygienische Ortsbeschreibungen ein wichtiges Mittel, um unnötiges Leid von einer Bevölkerung abzuwenden und bestimmten Krankheiten zuvorzukommen. Im ersten Band seines grundlegenden Werkes „System einer vollständigen medizinischen Polizey“ gab er den Verwaltungsfachleuten 1779 den Rat:

„Man lasse durch menschenfreundliche Ärzte die Natur, Lage und Beschaffenheit des geringsten Dörfchens ausforschen; dessen Krankheiten nebst Ursachen davon mit einer pünktlichen Genauigkeit nachsuchen, ... und so über jeden Disktrikt eine Art von besonderer Geographie verfertigen.“ [46]

In Bayern griff diese Anregung wohl als erster der Ingolstädter Hochschulprofessor Heinrich Palmatius von Leveling (1742–1798) auf und veröffentlichte 1797 eine „Medizinische Ortsbeschreibung von Ingolstadt.“ Christoph Schleis von Löwenfeld, der bei Leveling studiert hatte, folgte zwei Jahre später mit seiner medizinischen Beschreibung von Schwandorf dem Beispiel seines Lehrers. Ausgehend von der Lage des Ortes und von der Beschaffenheit der natürlichen Umgebung deckte Schleis von Löwenfeld auf, wie sich in Schwandorf die Lebensumstände auf das endemische Krankheitsmuster und auf die Sterblichkeit auswirkten. Mit der für die Aufklärung kennzeichnenden Intention, der Menschheit nützlich sein und für andere etwas Gutes tun zu wollen, suchte Schleis von Löwenfeld nach neuen ärztlichen Betätigungsfeldern und wollte seine Mitbürger lehren, „wie sie leben könnten und sollten.“[47] In seinem Bemühen, für die Einwohner von Schwandorf das Krankheitsrisiko zu vermindern, rückte er auch kritikwürdige gesellschaftliche Zustände in das Blickfeld.

Das von Leveling und Schleis gegebene Beispiel fand Beachtung, als Graf Maximilian von Montgelas (1759–1838) zu Beginn des 19. Jahrhunderts Bayern zu einem modernen Staat machte. Bei der oben bereits erwähnten Einrichtung der Physikate wurden die Landgerichtsärzte in der diesbezüglichen Generalinstruktion vom 28. Oktober 1803 ausdrücklich angehalten, eine medizinische Topographie ihres Amtsdistriktes zu erstellen. In einem Journal mußten die neuen Amtsärzte mit großer Genauigkeit ihre geographischen, meteorologischen und naturkundlichen Beobachtungen sowie das Seuchenmuster und das zeitliche Auftreten der herrschenden Krankheiten festhalten.[48] Mit seiner medizinischen Analyse der Stadt Schwandorf hatte Schleis von Löwenfeld bereits zu einem frühen Zeitpunkt auf den Wert solcher Arbeit für eine effiziente Medizinalverwaltung aufmerksam gemacht. Es ist daher wenig überraschend, daß er auch an seinem neuen Wirkort in Sulzbach nach einer erneuten Instruktion von 1806 als erster im Königreich Bayern eine medizinische Topographie seines Bezirkes lieferte und in Druck gab.[49] Die „Medizinische Topographie vom Landgericht Sulzbach“ wurde nicht nur in Fachkreisen mit viel Lob bedacht. Auch der König bedankte sich in einem Handschreiben „aufrichtig für dieses angenehme Geschenk“ und gab der Überzeugung Ausdruck, „das von dem Physikus Schleis übersandte Werk wird jedem Vaterlandsfreund willkommen seyn.“[50]

Allerdings fand das Beispiel des Sulzbacher Physikus bei seinen Kollegen wenig Nachahmer. Etliche Appelle der Regierung an die Amtsärzte verhallten wirkungslos.[51] Erst ein halbes Jahrhundert später, 1858, hielten Maximilian II. (1812–1864) und sein Innenministerium sämtliche Amtsärzte erneut zu einer geomedizinischen und ethnologischen Beschreibung des Königreichs an. Mit diesen Physikatsberichten, die heute von großem volkskundlichem Interesse sind, wollte sich der fortschrittliche Monarch ein Bild von den Lebensbedingungen in seinem Land machen, um etwaigen Mißständen wirkungsvoll zu begegnen.[52] Mit seinen frühen medizinischen Ortsbeschreibungen von Schwandorf und Sulzbach hat Christoph Raphael Schleis von Löwenfeld zweifellos den Weg dafür vorbereitet.

Indem sich Schleis von Löwenfeld schon sehr früh systematisch mit der Volksgesundheit beschäftigte, gehört er zweifellos zu den Pionieren eines modernen öffentlichen Gesundheitswesens in Bayern. Ärzte wie Leveling oder Schleis von Löwenfeld haben in Bayern dazu beigetragen, die Augen für den Zusammenhang zwischen schlechter Gesundheit und ungünstigen Lebensbedingungen zu öffnen. Sie haben erkannt, daß eine bloß kurative und nur an den Folgen mißlicher Umstände orientierte Heilkunde allein die Gesundheitsprobleme der Menschen nicht zu lösen vermag. Mit ihren medizinischen Ortsbeschreibungen appellierten sie an das Verantwortungsbewußtsein des Staates, für die Lebensbedingungen seiner Bürger Sorge zu tragen und das Krankheitsrisiko zu mindern. Als einer der namhaftesten bayerischen Amtsärzte im 19. Jahrhundert verdient es Christoph Raphael Schleis von Löwenfeld, nicht vergessen zu werden.

Prof. Dr. Wolfgang G. Locher M. A.
Institut für Geschichte der Medizin
der Universität München

Anmerkungen

1 Im Rahmen der neuen bayerischen Verfassung erfolgte 1818 durch König Max I. Joseph eine Adelsbestätigung.

[2] Deren Sohn Max IV. (I.) Joseph (1756–1825) wurde nach dem Tode seines Bruders Karl August 1795 Herzog von Zweibrücken, 1799 Kurfürst von Pfalzbayern und 1806 König von Bayern.

[3] Engelmann, Klaus: Literatur und Publizistik in Sulzbach zur Zeit der Aufklärung. In: Eisenerz und Morgenglanz: Geschichte der Stadt Sulzbach-Rosenberg. Hrsg. von der Stadt Sulzbach-Rosenberg. (Schriftenreihe des Stadtmuseums und Stadtarchivs Sulzbach-Rosenberg, Bd. 12) Bd. 2. Amberg 1999. S. 691–694.

[4] Buzas, Ladislaus: Die Matrikel der Ludwig-Maximilians-Universität Ingolstadt-Landshut-München. München 1981. Teil I/Bd. IV/2. S. 1053.

[5] BHStA OA 12841, Gesuch Chr. R. Schleis v. Löwenfelds um Verleihung des Bayerischen Zivilverdienstordens, dat. 25. 3. 1816.

[6] BHStA, Geh. HA, Nachlaß Marie Amalie v. Zweibrücken, Korr. Act 1716 Fasz. IV S. Gesuch Chr. R. Schleis v. Löwenfelds an Herzogin Marie Amalie v. Zweibrücken, dat. München, 18. 1. 1823.

[7] s. Anm. 5.

[8] ebd., Abschrift eines Zeugnisses für Chr. R. Schleis v. L. als Beilage 1 zum Gesuch um Verleihung des Bayer. Zivilverdienstordens, dat. u. sign. Sulzbach, 27. 12. 1797, Vorstand Joannes Michael Bedall.

[9] ebd., Zeugnisabschrift als Beilage 2 zum Gesuch um Verleihung des Bayer. Zivilverdienstordens, dat. 28. 12. 1797.

[10] ebd.

[11] s. Anm. 5 u. 6.

[12] Vgl. hierzu die am 14. 10. 1798 vermeldete Redaktionsnachricht in der Medizinischen Nationalzeitung für Deutschland 1 (1798) Suppl. Sp. 319–320.

[13] Staatsarchiv Amberg, Regierung, Kammer der Finanzen 3607. Franziska Schleiß v. L. an Regierung der Oberpfalz, dat. Amberg 5. 4. 1852.

[14] Schleis v. Löwenfeld, Chr. R.: Medizinische Ortsbeschreibung der Stadt Schwandorf im Nordgau. Sulzbach 1799. S. 32.

[15] ebd., S. 33

[16] ebd., S. 34.

[17] ebd., S. 35.

[18] Vgl. hierzu Stolberg, Michael: Heilkunde zwischen Staat und Bevölkerung. Angebot und Annahme medizinischer Versorgung in Oberfranken im frühen 19. Jahrhundert. Med. Diss. TU München 1986.

[19] Klitta, Georg: Wer ist Christoph Schleiß von Löwenfeld? Der Heimaterzähler. Heimatbeilage für das Schwandorfer Tagblatt. Nr. 3 v. März 1954. o. S.

[20] s. Anm. 5.

[21] s. Anm. 13.

[22] Zur Neuordnung des Medizinalwesens in Bayern vgl. Bein, Thomas: Die Reform des bayerischen Medizinalwesens im Spiegel der „Montgelas-Statistik.“ Med. Diss. TU München 1985. S. 12–16 u. Stolberg 1986 (s. Anm. 18), S. 11–28.

[23] Löffelmeier, Anton: Die Physikatsberichte für das Landgericht Aichach für die Jahre 1857–1861. Oberbayerisches Archiv 120 (1996) 7–70, hier 11.

[24] Andräas: Beiträge zur Geschichte des Seuchen-, Gesundheits- und Medizinalwesens der oberen Pfalz. Verhandlungen des historischen Vereins von Oberpfalz und Regensburg 52 (1900) 281.

[25] Seitz, Jutta: Medizinische Topographien. In: Nürnberg vor 125 Jahren. Die Medizinaltopographie von 1862. Hrsg. v. Gerhard Hirschmann. Nürnberg 1987. S. 4–5.

[26] Kübler, P.: Geschichte der Pocken und der Impfung. Berlin 1901. S. 99.

[27] Vgl. hierzu Giel, Franz Seraph: Die Schutzpocken-Impfung in Bayern. München 1830.

[28] Vorangegangen in Deutschland waren die Markgrafschaft Bayreuth und Hessen, die am 5.5.1807 bzw. am 6.8.1807 eine Impfpflicht anordneten. Vgl. hierzu Anm. 18, S. 362–363.

[29] s. Anm. 5.

[30] s. Anm. 6.

[31] s. Anm. 24. Für das Stadtgericht Amberg wurde der Fürther Arzt Dr. Frommüller bestellt.

[32] s. Anm. 5, Zeugnis f. Chr. R. Schleis v. Löwenfeld als Beilage 5 zu dessen Gesuch um Verleihung des Bayer. Zivilverdienstordens, ausgestellt v. d. Kgl. bayer. Landgericht Amberg, dat. Amberg 6.9.1815. In den Quellen namentlich genannt sind die Orte Großschönbrunn, Seugast, Elbart, Gebenbach, Kötzersricht, Pittersberg, Moos, Gerbersdorf, Engelsdorf, Kümmersbruck, Langfeld, Ensdorf und Rieden.

[33] ebd. u. Anm. 6.

[34] ebd.

[35] ebd.

[36] s. Anm. 3, S. 693 u. 697.

[37] Mayr, Georg Karl: Sammlung der Churpfalzbaierischen allgemeinen und besondern Landes-Verordnungen. Neue Folge Bd. 2. München 1802. S. 357. Das oberpfälzische Wochenblatt betreffend. München 3. Jäner 1800.

[38] Norbert Mayer: Die Presse Regensburgs und der Oberpfalz von 1806 bis zum Weltkrieg. Verhandlungen des Historischen Vereins von Oberpfalz und Regensburg 87 (1937) 111.

[39] s. Anm. 6.

[40] Vgl. hierzu das umfangreiche Antragsverfahren in BHStA OA 12841.

[41] s. Anm. 13.

[42] Vgl. hierzu auch Schleis' Vorwort in der medizinischen Ortsbeschreibung der Stadt Schwandorf. Sulzbach 1799. S. V.

[43] Fischer, Alfons: Geschichte des deutschen Gesundheitswesens. Bd. II. Berlin 1933. S. 113–114.

[44] Johann A. Behrends: Der Einwohner in Frankfurt am Main in Absicht auf seine Fruchtbarkeit, Mortalität und Gesundheit geschildert. Frankfurt a. M. 1771.

[45] Seitz, Jutta: Medizinische Topographien. In: Nürnberg vor 125 Jahren. Die Medizinaltopographie von 1862. Hrsg. v. Gerhard Hirschmann. Nürnberg 1987. S. 1–2.

[46] Zit. n. Fischer, Alfons: Geschichte des deutschen Gesundheitswesens. Bd. II. Berlin 1933. S. 116.

[47] s. Anm. 42, S. VI.

[48] Vgl. hierzu Schäfer, Bernhard: Der Physikatsbericht für das Landgericht Ebersberg aus dem Jahre 1861. Oberbayerisches Archiv 122 (1998) 335–438, hier 337.

[49] Schleis v. Löwenfeld, Chr. R.: Medizinische Topographie vom Landgericht Sulzbach in der oberen Pfalz. Nürnberg u. Sulzbach 1806.

[50] BHStA OA 12841, Gesuch Christoph Schleis v. Löwenfelds um Verleihung des Bayerischen Zivilverdienstordens, dat. 25.3.1816. Darin zitiert das Dankschreiben des Königs, dat. München, 13.5.1806.

[51] s. Anm. 48, S. 338.

[52] Vgl. z.B. Wormer, Eberhard J.: Alltag und Lebenszyklus der Oberpfälzer im 19. Jahrhundert: Rekonstruktion ländlichen Lebens nach den Physikatsberichten der Landgerichtsärzte 1858–1861. München 1988 (Miscellanea Bavarica Monacensia, 114).

Verzeichnis der Abkürzungen

BHStA	Bayerisches Hauptstaatsarchiv München
Fasz.	Faszikel
Geh. HA	Geheimes Hausarchiv
OA	Ordensakte